DU CHOLÉRA ÉPIDÉMIQUE,

DE SA PRÉSERVATION ET DE SON TRAITEMENT
HOMŒOPATHIQUE.

DU CHOLÉRA ÉPIDÉMIQUE

DE SA PRÉSERVATION

ET DE SON TRAITEMENT HOMOEOPATHIQUE.

1° L'homœopathie possède des moyens éprouvés, nous ne disons pas des moyens infaillibles, de combattre avec succès le Choléra-Morbus asiatique dans toutes ses formes et dans toutes ses périodes;

2° L'homœopathie possède également des moyens assurés, mais non infaillibles, de prévenir le développement de cette maladie, chez les habitants des localités où l'épidémie s'est montrée.

(Du Choléra-Morbus épidémique, de son traitement préventif et curatif selon la méthode homœopathique. — Rapport publié par la Société Hahnemannienne de Paris.)

PAR LE Dr V.-E. LECOUPEUR,

Médecin en chef de l'Octroi de Rouen, Membre titulaire du Conseil central d'Hygiène publique et de Salubrité de la Seine-Inférieure, Membre correspondant de la Société Gallicane de Médecine homœopathique et de plusieurs Académies et autres Sociétés savantes.

A PARIS,

CHEZ J.-B. BAILLIÈRE,

LIBRAIRE DE L'ACADÉMIE IMPÉRIALE DE MÉDECINE,

19, rue Hautefeuille;

A ROUEN, CHEZ A. LEBRUMENT, LIBRAIRE,

45, quai de Paris,

ET CHEZ LES PRINCIPAUX LIBRAIRES DE FRANCE ET DE L'ÉTRANGER.

Soit directement, ou en adressant *franco* un bon par la poste.

1854.

DU CHOLÉRA ÉPIDÉMIQUE,

DE SA PRÉSERVATION ET DE SON TRAITEMENT HOMOEOPATHIQUE,

Par le Docteur V.-E. LECOUPEUR.

Les différents journaux de médecine, depuis quelque temps, signalent à l'étranger de nouveaux ravages dus au choléra, ce fléau sur la nature duquel la science ne sait rien, sinon les terribles effets. Un article de la *Gazette des Hôpitaux* nous apprend que la mortalité en Angleterre est alarmante, principalement à Newcastle; que les mesures les plus sérieuses ont été prises, que l'archevêque de Cantorbéry a été chargé par la reine de la composition de prières, dans le but d'éloigner l'épidémie; ce journal nous fait savoir, en outre, que sa marche est la même que dans les épidémies précédentes; qu'il est plus grave que dans la dernière, *mais qu'on espère encore que nous en serons préservés.* Pour nous, nous ne sommes pas aussi tranquille, nous ne conservons pas le même espoir que la *Gazette des Hôpitaux,* et puisque le choléra est si grave, puisque sa marche est la même que les autres fois, *ab uno disce omnes,* comme il est venu chez nous causer ses ravages, particulièrement en 1832, nous croyons au moins devoir craindre sa présence'en France, et mettre en garde nos lecteurs contre une invasion qui parcourt 47,000 lieues en dix-huit mois et qui est à nos portes.

D'abord, *qu'est-ce que le choléra?*

En face de cette question, comme de tant d'autres, nous trouvons les opinions les plus divergentes. Lors de la première invasion, les médecins le mirent au nombre des affections bilieuses, et il reçut le nom qu'il a conservé, du mot grec, *è cholè*, la bile. Les partisans de Broussais l'ont regardé comme une *gastro-entérite* dont les symptômes sont seulement plus violents. Les Allemands, principalement, l'ont rangé parmi les affections spasmodiques; d'autres écrivains de toutes les nations, parmi les états typhoïdes. Quoi qu'il en soit, sans chercher à discuter la nature de cette épidémie, nous resterons dans les limites que nous nous sommes tracées dans le plan de cet ouvrage, et nous ferons l'histoire de cette maladie de manière à la faire reconnaître, par ses symptômes, sa marche, etc.

Il y a deux sortes de choléra : le choléra *épidémique* et le choléra *sporadique,* qui se manifeste chez nous, dans l'intervalle des diverses épidémies, par des cas isolés, et dans le midi de l'Europe principalement; nous n'avons à nous occuper ici que du choléra épidémique. Cette épidémie, qui paraît avoir son siége principal aux Grandes-Indes, après avoir pris naissance aux bords du Gange, nous arrive après avoir traversé tous les pays orientaux de l'Europe, sans être modifiée dans sa marche et son intensité, ni par le passage du sol de l'Inde à celui de la Sibérie, ni par les hauteurs, au-dessus du niveau de la mer, des monts Caucase et Hymalaya.

On a attribué la naissance du choléra aux émanations survenues sur les bords du Gange, après que les eaux s'étaient retirées, laissant ainsi de vastes étendues de terrain couvertes d'eaux stagnantes; d'autres ont pensé que la mauvaise nourriture du riz gangrené, du seigle ergoté et encore l'usage imprudent de fruits rafraîchissants, tels que les concombres, les melons, etc., pendant les grandes chaleurs de l'été, devaient en être la cause. Des symptômes analogues à ceux du choléra se montrent bien dans ces différentes circonstances , mais isolément et chez ceux-là seulement qui ont été soumis à ces agents.

Une autre remarque, bien autrement intéressante, sur la marche de la maladie, est celle-ci : c'est que le choléra et les autres maladies suivent une direction invariable du levant au couchant, et sont d'autant plus meurtrières qu'elles s'éloignent moins de cette ligne.

Il en est de même de la marche des peuples, comme on peut s'en convaincre en ouvrant l'histoire. Jamais, dit le docteur Jahr, dans une brochure intitulée : *Du traitement homœopathique du choléra,* jamais invasion d'aucune peuplade vers l'Est n'a réussi pour longtemps ; mais l'Europe a été peuplée, jusqu'à ce jour, par les barbares de l'Asie, etc.

De plus, si l'on compare deux cartes, l'une indiquant les déclinaisons ordinaires de l'aiguille aimantée et l'autre la marche du choléra, l'on est frappé de la coïncidence des principales lignes ; ainsi, là où la déclinaison de l'aiguille est 0°, là est le lieu de naissance du choléra, et là où cette déclinaison a atteint son maximum , c'est à dire 25° (Paris a 22°, 4), le choléra ne s'est pas montré du tout, et, en outre, les bandes qu'il a occupées successivement coïncident assez avec les divers degrés de déclinaison de l'aiguille aimantée. Si donc, dit le docteur Jahr dans l'ouvrage précité , ceci était plus qu'un simple jeu du hasard, on pourrait en conclure que les causes du choléra sont, en effet, purement *telluriques,* dues peut-être à des courants électro-magnétiques ou à des vapeurs métalliques souterraines qui empoisonnent à la fin l'atmosphère.

Le docteur Teste, dans son ouvrage : *Systématisation pratique de la matière médicale homœopathique,* à l'article *arsenicum album,* cite l'opinion de M. Boudin, ancien chirurgien des armées et actuellement médecin en chef de l'hôpital militaire du Roüle, sur la nature miasmatique des fièvres intermittentes.

M. Boudin , qui, en sa qualité de médecin militaire, a fait

de nombreux voyages, particulièrement en Afrique et en Grèce, d'après les observations qu'il a recueillies dans ces diverses expéditions, pense que les fièvres paludéennes sont engendrées par une cause unique (mais en même temps multiple dans son unité), les effluves de la végétation paludéenne, et c'est à ce propos que M. Teste dit : « Une opinion qui, sur ce point, « appartient en propre à notre auteur, et que je me sens très « porté à partager, est que ce ne sont ni les effluves de l'eau « croupissante, ni ceux d'un détritus végétal, mais bien les « émanations de plantes encore vivantes, qui constituent le « miasme paludéen.»

M. de Humboldt, de son coté, rapporte que les racines du manglier et du mancenillier, lorsqu'elles cessent d'être recouvertes par les eaux, sont considérées, par les habitants des deux Indes, comme productrices de la fièvre. Le *Chara vulgaris,* le *rizophore,* ainsi que beaucoup d'autres de ces plantes, maintenant connues, offrent des cas analogues.

M. Boudin pense, de plus, que, en ce qui concerne les fièvres paludéennes, les phénomènes d'intermittence, de rémittence, et de continuité, n'expriment que le différent degré d'intensité avec lequel agirait sur l'économie le miasme générateur des fièvres. Mais là, M. Teste n'est plus entièrement d'accord avec M. Boudin : « Cette théorie paraît juste, dit-il, et M. Boudin « s'appuie de preuves auxquelles il est difficile de répondre ; « cependant, s'il est vrai, comme il le soutient, que la ten- « dance du type à devenir continu soit en rapport exact avec « l'intensité du miasme, comment nous expliquer l'intermit- « tence des fièvres pernicieuses, de ces fièvres qui tuent, si l'on « n'obvie à temps, au second et au troisième accès? Leur vio- « lence témoigne assez de l'intensité de la cause qui les pro- « duit. Pourquoi donc, plus que toutes les autres, ne sont- « elles pas contagieuses? » Quoi qu'il en soit, pour M. Boudin et M. Teste, le choléra, la fièvre jaune, la fièvre pernicieuse et la peste, seraient des affections suraiguës, dues à l'intensité des émanations végétales.

Car plus loin, dans le même ouvrage, le docteur Teste dit, à

propos de la coqueluche, article *Drosera :* « Il en est certaine-
« ment de la coqueluche comme de la peste, comme du choléra
« asiatique, comme de toutes les épidémies. Elle a quelque
« part en Europe, en France peut-être, son foyer, ou plus
« vraisemblablement encore ses foyers multiples. Son miasme
« générateur n'est pas autre chose que l'effluve de quelque
« végétation paludéenne, en détritus ou même vivante, plus
« ou moins abondante chaque année, suivant les éventualités
« climatériques, et transportée au loin, comme les miasmes
« de toutes les autres épidémies, par les courants atmosphé-
« riques. Cette vapeur miasmatique, qui se meut le plus ha-
« bituellement en sens inverse du mouvement de rotation du
« globe, c'est à dire de l'est à l'ouest, et en même temps du
« sud au nord (conformément au cours des vents alisés), oc-
« cupe probablement les couches supérieures de l'atmosphère,
« et ne s'abaisse que de loin en loin, en raison des oscillations
« du baromètre ; d'où résulte que, sans que sa marche soit
« pour cela autre que nous l'indiquons, elle peut, comme la
« *nuée cholérique,* n'infecter que de distance en distance les
« localités au-dessus desquelles elle plane, tout en respectant
« quelquefois les points intermédiaires. J'ajoute enfin, comme
« je l'ai déjà fait pressentir, que tandis que le miasme cholé-
« rique arrive des bords du Gange, c'est, dans ma conviction,
« tout près de nous que se forme le miasme de la coque-
« luche. »

D'après ce que l'on vient de voir sur la marche et la nature
du choléra, la *nuée cholérique* qui s'est abattue sur différents
points de l'Angleterre pourrait, à la rigueur, passer la Manche
et traverser la France sans quitter les hautes régions de l'atmosphère qu'il lui assigne, sans faire sentir chez nous son
influence ; en admettant sans critique les opinions de M. le
docteur Teste, nous nous bornerons à faire remarquer que la
nuée, d'après les probabilités, passera au-dessus de nous, et
que la seule chance que nous ayons, c'est qu'elle ne descende
pas sur notre pays, et que cette éventualité n'est pas assez rassurante pour nous empêcher de nous mettre en garde contre son

influence. Pour nous, c'est le cas d'une ville que couvre pendant un orage le nuage électrique; la foudre peut frapper les habitants comme elle peut les respecter; mais quel est l'insensé qui abandonnera le paratonnerre qui le protége pour courir sur la place publique? Le nuage orageux qui nous menace, c'est le choléra, la *nuée cholérique,* et le paratonnerre, nous ne craignons pas de le dire, c'est l'homœopathie. Ces réflexions nous ont été suggérées par la crainte qu'un de nos lecteurs ne nous pense en opposition avec nous-même, en rapprochant le passage que nous citons de l'ouvrage de M. Teste, avec ce que nous avons dit en commençant, relativement à la *Gazette des Hôpitaux.*

Nous livrons à la méditation et aux recherches de nos lecteurs ces différentes opinions sur la marche du choléra, de plusieurs médecins aussi distingués, et, en les comparant, nous ne voyons pas d'autre conclusion à en tirer que :

Le choléra est un miasme particulier qui ne nous paraît pas vraisemblablement se répandre comme la peste et les autres maladies contagieuses, par le contact de vêtements par exemple, mais qui attaque les individus qui, par leur âge, leur état de santé, leurs habitudes, leurs excès de tout genre, présentent une réceptivité pour ce miasme, *récepti-vité qui n'est jamais la même chez tous les individus.*

Le choléra présente trois périodes : une d'*invasion* ou *cholé-rine*, une seconde dans laquelle le froid est le symptôme le plus marquant et que l'on a appelée *algide*, c'est le choléra proprement dit, et enfin une troisième à laquelle on a donné le nom d'*aestueuse* ou de réaction. Nous allons donner les symptômes principaux qui caractérisent chacune de ces périodes, en insistant particulièrement sur ceux de la première, par cette raison bien simple, qu'écrivant surtout pour les gens du monde, notre tâche est de signaler à nos lecteurs les signes qui pourront de suite faire reconnaître la maladie et les moyens d'y remédier promptement et efficacement. Ce développement aura un double avantage: d'abord celui de mettre les malades en état de se soigner dès le début, et ensuite celui de les rassurer contre les légères indispositions qui peuvent survenir pendant l'épidémie, et que tout le monde est tenté de prendre pour des attaques de choléra, quand souvent il n'en est rien, ou du moins ne présentent pas de danger si elles sont soignées de suite. Nous attachons une certaine importance à la description, aussi exacte que possible, de ces premiers symptômes, parce que la peur, comme le savent la plupart de nos lecteurs, prédispose singulièrement l'économie à la réceptivité du miasme cholérique.

PÉRIODE D'INVASION.

Lorsque le choléra menace d'envahir une contrée, ou, à plus forte raison, lorsqu'il y règne déjà épidémiquement, outre les soins hygiéniques généraux et particuliers qui devront être pris rigoureusement de la part de l'autorité, comme de celle des particuliers, l'attention devra se porter avec sollicitude sur les symptômes du ventre; la plus petite diarrhée, les coliques légères devront être soignées sans retard, et exigent l'intervention du médecin. Un grand nombre de cholérines, avec ces précautions, ne dépasseraient certainement pas ce premier symptôme de l'influence miasmatique. Toute négligence, soit vis à vis des autres, et même de soi-même, est donc condamnable. Dans le dernier numéro de cet ouvrage, nos lecteurs se rappelleront que nous avons noté avec soin ce passage de la proclamation qui vient d'être rédigée par le bureau de santé de Londres : *la plupart des cas de choléra sont des suites de diarrhées négligées.*

Si l'on remarque des changements dans le moral, on devra y voir un avertissement. Les symptômes du côté du moral sont ordinairement l'insouciance et l'apathie, ou bien une grande agitation avec sommeil interrompu, agité, inquiet, et même insomnie complète. Ces symptômes seront accompagnés de malaise général, avec sensation de douleur à l'épigastre, de lassitude et d'abattement des forces physiques et morales. Le front est le siége d'une céphalalgie pressive; le visage est pâle, anxieux; les yeux sont cernés, enfoncés et entourés d'un cercle livide; la bouche sèche et pâteuse; la langue humide et la soif vive.

Si l'on examine le ventre, il devient mou, pâteux. Des coliques, peu douloureuses d'abord, sourdes, se déclarent et vont en augmentant; elles sont suivies de déjections alvines, diarrhéiques, qui soulagent pour un instant. Les selles sont caractéristiques; elles ressemblent, comme on l'a dit avec justesse, à l'eau de riz, renfermant des grumeaux blanchâtres, semblables à des grains de riz; ou bien ce sont des évacuations alvines jaunes, verdâtres, et mêlées de mucosités sanguinolentes.

Ces matières sont chassées comme par le jet d'une seringue. Le malade a parfois un besoin continuel d'aller à la selle, qui n'est suivi d'aucun résultat et vomit les substances ingérées.

Les urines deviennent plus rares, épaisses et rouges.

Des crampes se déclarent souvent déjà aux extrémités inférieures, dans les mollets.

Là s'arrête l'ensemble des symptômes de la période d'invasion; nous espérons que nos lecteurs ne se tromperont pas à ces signes, et seront ainsi à même d'y remédier promptement. Que l'on ne croie pas, en voyant notre insistance sur les soins à apporter au début de cette maladie, que nous voulons effrayer mal à propos nos lecteurs; la suite de ce travail est de nature à porter, au contraire, la sécurité dans les familles, c'est du moins notre espoir, et dans tous les cas ne sait-on pas que c'est lorsque l'on connaît bien son ennemi, son faible et son fort, que l'on peut non-seulement l'aborder, mais le vaincre.

Nous donnons à l'article traitement, à la fin de ce travail, le traitement spécial de cette période. (*Voyez traitement de la cholérine.*)

PÉRIODE ALGIDE (*Choléra*).

Dans cette période, qui est celle du choléra confirmé, les symptômes de la première ont augmenté d'intensité. Le malade, couché sur le dos, est dans une prostration complète, dont il n'est tiré que par la violence des crampes. Il tombe en syncope lorsqu'il essaie de se soulever. Il conserve sa lucidité; parfois il est indifférent à son état, ou bien il est en proie au désespoir; il est agité de pressentiments sinistres; le découragement s'empare de lui. Il ne dort pas, il est plongé dans l'assoupissement. Le pouls est petit, filiforme et disparaît parfois complétement. En même temps, il augmente de fréquence; on l'a vu s'élever jusqu'à cent vingt et même cent trente pulsations. Le froid des extrémités inférieures s'étend à la périphérie du corps, et la main appliquée sur le corps du malade donne une sensation analogue à celle que ferait éprouver un cadavre. La peau se ride et se couvre de taches violacées, livides, qui finissent par s'étendre et couvrir la peau dans toute son étendue, c'est la cyanose; le sang semble ne plus circuler, et la face a l'aspect cadavérique. Le *facies* a une expression tellement particulière, qu'il est impossible de l'oublier et de ne pas reconnaître un cholérique, lorsqu'on en a déjà vu un. Ce facies est aussi celui des malades atteints de hernie étranglée. En un mot, la face prend l'aspect hippocratique. De plus, la peau du visage se couvre d'une couche de matières visqueuses; le nez effilé est froid et les yeux sont entourés d'un cercle cyanique plus foncé que sur les autres parties du corps. La langue froide est couverte d'un blanc de nacre violacé, noire, dure et comme cornée, comme dans certaines affections typhoïdes, ou bien encore elle est nette. Le malade bâille avec une telle force, que la luxation de la mâchoire inférieure en est parfois la suite.

Lorsque le cholérique n'a pas dépassé la première période, il vomit sans effort des matières alimentaires; plus tard, les accidents venant à s'aggraver, les matières expectorées sont blanches, floconneuses et, comme les déjections, semblables à l'eau de riz légère. Le malade se plaint, en outre, d'un sentiment de brûlure et de constriction à l'épigastre, ainsi que dans l'œsophage. Des coliques violentes se manifestent, les évacuations alvines, semblables à l'eau de riz, ou bien encore à du petit lait, coulent sans effort comme l'eau d'un robinet, et présentent une odeur spécifique. Elles ne sont plus suivies d'un soulagement momentané. Si l'on palpe le ventre, il est empâté, et de fréquents gargouillements se font entendre.

Les urines, de rares qu'elles étaient, finissent par se supprimer entièrement.

Lorsque vous interrogez le malade, il fait des efforts pour vous répondre; la voix, faible et rauque, est plutôt soufflée qu'articulée ; parfois, elle est tout à fait éteinte.

La respiration est très-difficile, l'haleine froide.

Les battements du cœur et le bruit respiratoire diminuent quelquefois au point de ne pouvoir plus être perçus, même à l'auscultation.

Le malade s'agite dans son lit pour trouver de l'air ; il est couché sur le dos, ou bien il se retourne sur le ventre pour chercher du soulagement aux coliques atroces qui le tourmentent.

Tel est le triste tableau que présentent les malades atteints du choléra. Comme on le voit, il courent le plus grand danger ; il semble que la mort va les emporter d'un instant à l'autre ; cependant, ils peuvent encore guérir, comme va nous l'apprendre l'histoire de la dernière période, la période aestueuse ou de réaction..

PÉRIODE AESTUEUSE (*réaction*).

Cette période, que l'on a appelée aestueuse ou de réaction, est celle pendant laquelle le malade, après avoir présenté en tout ou en partie les accidents précédemment décrits, est le prix que se disputent la vie et la mort dans un combat dont il est souvent difficile de prédire l'issue.

Lorsque la vie l'emporte, lorsque le malade a pu surmonter les accidents de la période algide, le pouls du malade se relève, la circulation se fait de nouveau avec facilité, les traits reprennent leur expression, le malade tombe dans un sommeil réparateur, et la convalescence commence. Le retour à la santé, dans cette maladie, est très-caractéristique, c'est à dire que le malade passe des accidents les plus graves au calme, à la convalescence, avec rapidité ; c'est presque une résurrection.

Cependant les choses ne se passent pas malheureusement toujours aussi bien : la réaction, en ramenant le malade à la santé, prend souvent un chemin beaucoup plus long que celui que nous venons d'indiquer ; elle s'arrête, et alors peuvent survenir deux formes morbides nouvelles, la forme ataxique et la forme typhoïde.

Sans avoir besoin de se pénétrer du véritable sens du mot ataxique, qui a été employé par les médecins de différentes époques, pour exprimer un état indéterminé, il suffira surtout à nos lecteurs de connaître les principaux symptômes qui constituent la forme ataxique que nous venons de signaler, comme une de celles qui peuvent succéder au choléra proprement dit. Contentons-nous donc de rappeler qu'Hippocrate employait le mot ataxie pour exprimer un état morbide, irrégulier dans sa marche et ses symptômes, et que Pinel s'en est servi, lui, pour peindre un état nerveux, remarquable aussi par l'irrégularité de ses symptômes. Dans cette forme, les principaux symptômes sont les suivants : Alternatives irrégulières de chaud et de froid. La cyanose ne s'efface qu'incomplétement, la stupeur, la prostration, le collapsus augmentent. Le malade répond difficilement aux questions qu'on lui adresse ; il oublie de faire rentrer sa langue dans sa bouche lorsqu'on l'a prié de la montrer. La langue est aride, rouge, brune surtout dans sa partie longitudinale moyenne, arrondie à sa pointe. Dents, gencives fuligineuses ; soif intense ; anxiété épigastrique très-vive ; délire. Les selles deviennent sanguinolentes, parfois il y a constipation. Oppression considérable, petite toux sèche, l'haleine se réchauffe à peine et le malade meurt.

Dans la réaction avec état typhoïde, la peau se couvre de sueurs abondantes qui épuisent le malade, ou bien elle reste aride et chaude, entièrement ou partiellement. Insomnie, délire. La céphalalgie susorbitaire, gravative, continue. La face est vultueuse, le regard animé, des bourdonnements d'oreille fatiguent le malade. Les vomissements, la diarrhée persistent. Le ventre est chaud, la respiration fréquente et profonde.

Nous ne pensons pas que ces deux formes puissent se présenter chez des malades qui auraient suivi un traitement homœopathique bien dirigé, ce dernier opérant toujours par voie directe ou spécifique et atteignant la maladie dans sa source, c'est à dire qu'il l'éteint dans sa cause.

Quoi qu'il en soit, lorsque le malade triomphe de l'une ou de l'autre de ces deux formes morbides, survenues pendant la période de réaction, il ressent encore longtemps une série de symptômes qui font que sa convalescence est comme une dernière période de sa maladie. Nous allons décrire l'ensemble de ces symptômes dans le cas où un malade, traité allopathiquement, n'aurait pas eu le bonheur de recouvrer entièrement la santé et réclamerait les secours de la médecine homœopathique. Pendant longtemps encore, les malades sont affaiblis ; le cerveau, le cœur et le tube digestif participent à cette faiblesse. Le sommeil est léger, souvent interrompu par des rêves fatigants. La figure est pâle et amaigrie, les yeux ternes et languissants, la paupière inférieure conserve de la lividité, la langue blanche et épaisse est souvent rouge sur les bords. De fréquentes envies de manger tourmentent le malade, qui redoute alors les aliments, car les plus légers lui procurent des douleurs épigastriques et des digestions pénibles.

Enfin, il conserve la plus grande disposition aux récidives ; le plus petit écart de régime, la moindre influence physique ou morale, déterminent les rechutes les plus graves.

Il ne faudrait pas croire que le choléra présente cette série de symptômes chez tous les individus qui en sont atteints. Ces trois périodes que nous venons de décrire peuvent aussi bien se présenter dans l'ordre de succession que nous venons de voir, qu'autrement. Elles ne sont pas toutes nécessaires, de même la maladie est tantôt annoncée par des prodrômes, c'est à dire, les symptômes de la période dite d'invasion, tantôt, au contraire, elle débute avec violence, sans signes précurseurs. Cependant nous devons dire qu'en général, on doit voir avec une certaine circonspection, nous dirons même avec défiance, les observations plus ou moins nombreuses de cas de choléra qui auraient frappé et pour ainsi dire foudroyé des malades.

Lors de la première épidémie, la marche du choléra n'était pas connue comme elle l'est aujourd'hui, et la valeur de certains prodrômes a dû être méconnue. Des changements dans le moral de certains individus ont été attribués à diverses causes en dehors de l'épidémie. Nous trouvons un cas de ce genre dans le rapport publié lors de la dernière épidémie sur le choléra-morbus, par la Société Hahnemannienne de Paris. Un jeune homme de vingt-sept ans, frappé dans le mois de juillet 1832, d'un choléra cyanique, dont les premiers symptômes apparurent à dix heures du soir, mourut à deux heures du matin. Depuis quatre à cinq jours, ce malade avait de la diarrhée, son caractère était devenu triste et pleureur ; on ne fit pas attention à ces symptômes que l'on regarda comme la conséquence inévitable d'un froissement d'amour-propre chez un homme d'une grande énergie. Si, mieux informé qu'on ne l'était alors sur la marche du choléra, dit le rapporteur de ce travail, ces symptômes avaient été jugés ce qu'ils étaient en réalité et traités en conséquence, il est probable qu'on aurait pu éviter l'attaque du choléra qui foudroya le malade, pour ainsi parler.

Comme on le voit, et sans nier absolument l'absence de signes précurseurs dans les cas de choléra, nous revenons à ce que nous avons déjà dit et ce qu'on vient de lire est une nouvelle preuve à l'appui de ce que nous avançons. Il n'y a pas d'indisposition insignifiante lorsque le choléra règne épidémiquement.

Ce que nous devons ajouter pour terminer ce qui a rapport à la marche de cette épidémie, c'est que la convalescence se dément avec la plus grande facilité dans les traitements allopathiques, qui n'attaquent l'ennemi que d'une façon indirecte, l'amoindrissent sans le détruire, et que les écarts de régime auxquels les malades sont si généralement enclins, constituent la cause la plus fréquente de récidive.

L'homœopathie a la prétention d'obtenir des guérisons suivies de convalescences franches et non sujettes à récidive, et cette prétention est appuyée sur sa médication dont le caractère thérapeutique fondamental est la spécificité, et sur les succès qu'elle a déjà obtenus dans le traitement du choléra et des autres maladies aiguës. Ce que nous avançons là n'est pas téméraire de notre part, nous le prouverons par la comparaison des succès obtenus dans les deux méthodes, que l'on trouvera après le traitement, et s'il est vrai qu'un mal soit quelquefois un bien, l'épidémie que nous redoutons ne fera que propager l'homœopathie et augmenter le nombre de ses adeptes, ce que nous regardons comme un des plus grands biens pour l'humanité.

TRAITEMENT.

PREMIÈRE PÉRIODE (*Cholérine*).

Aux premières manifestations de la maladie, il est prudent de s'abstenir sévèrement de toute espèce d'aliments; on doit se mettre au lit, dans une chambre spacieuse autant que possible, bien aérée, et ayant une température moyenne (16° à 20° centigrades); on donnera au malade, dans le cas où la soif serait intense, de l'eau fraîche *par petites gorgées seulement*; puis on administrera, selon la gravité des symptômes, soit toutes les demi-heures, toutes les heures ou toutes les deux, trois, quatre ou six heures, *une cuillerée à café* d'une solution composée de cinq à six globules, dissous dans un verre d'eau de fontaine, des médicaments que nous allons indiquer, et dont les principaux sont, pour cette période : *ipecacuanha, phosphori-acidum, phosphorus, secale-cornutum, spiritus-camphoræ* (camphre), *veratrum, carbo-vegetabilis, metallum-album.*

Si la diarrhée est sans douleur, d'un blanc verdâtre, séreuse et muqueuse; si les selles sont involontaires, composées d'aliments imparfaitement digérés, et plus fréquentes la nuit que le jour; si la langue est couverte d'un enduit visqueux très-tenace, avec borborygmes et gargouillements dans le ventre, avec diminution de la sécrétion des urines, on administrera *phosph.-ac.*, une dose toutes les deux ou trois heures; si la soif était intense, *phosph.* administré de la même manière serait préférable.

Si les nausées prédominent, *ipeca* sera donné toutes les heures ou toutes les deux heures.

Quand aux nausées se joignent des vomissements, et si le médicament précité ne fait pas cesser cet état, on donnera *veratr.*, une dose toutes les trois ou six heures.

On a aussi conseillé au début de l'infection cholérique, et surtout s'il y a refroidissement, accompagné de spasmes et crampes d'estomac, le camphre (spiritus camphoræ), toutes les dix ou quinze minutes, à la dose d'une goutte sur un morceau de sucre, que l'on continuera jusqu'à ce que le froid des extrémités cesse et soit remplacé par la chaleur générale et la sueur. Pendant cette transpiration, et après quelques heures de sommeil, le plus souvent le malade se réveille en état de santé.

Mais si les symptômes s'aggravent sous l'influence du camphre, qui n'est pas également bien supporté par tous les malades, surtout les enfants ou les personnes faibles et nerveuses, il faut, après la deuxième ou troisième dose, passer à *ipeca* ou *veratrum*, qui, dans la majorité des cas, suffiront seuls, dans cette période, à l'heureuse terminaison de la maladie.

Si les nausées et les vomissements sont les principaux symptômes, si la diarrhée est nulle ou à peu près, une cuillerée à café d'une solution de six globules d'*ipecacuanha* dans un verre d'eau, sera donnée toutes les quinze, vingt ou trente minutes, selon la gravité des cas.

S'il y a tout à la fois spasmes toniques, vomissements et diarrhée, on donnera *veratrum* comme ci-dessus. On emploiera *metal.-alb.* de la même manière, dans le cas où *veratrum* serait impuissant à empêcher le passage de la maladie à la seconde période.

Dans tous ces cas, après avoir employé ces médicaments, ainsi que nous venons de le dire, par doses, toutes les quinze ou trente minutes, suivant la violence des symptômes, aussitôt que l'amélioration se fera sentir, on éloignera graduellement les doses à deux, quatre et six heures de distance.

On donnera aussi, dans ce cas, de l'eau fraîche en petite quantité pour boisson, et si la soif était ardente et les liquides fréquemment rejetés, on y substituerait de petits morceaux de glace.

SECONDE ET DERNIÈRE PÉRIODE *(Choléra confirmé).*

Les principaux médicaments à administrer dans ces deux périodes sont : *Veratrum-album, cuprum, metallum-album, secale-cornutum,* et *carbo-vegetabilis.*

Dans ces deux dernières périodes, les symptômes déjà énoncés ci-dessus augmentent d'intensité, et cela quelquefois avec une extrême promptitude, surtout sous l'influence des traitements allopathiques, qui malheureusement n'ont, de l'aveu des allopathes eux-mêmes, que peu ou point d'action quand la maladie est arrivée à ce degré de gravité.

Dans ce cas, le camphre (*spiritus camphoræ*) sera efficace, surtout si les *spasmes* toniques dominent, ainsi que dans la période d'asphyxie, même lorsqu'elle s'est manifestée pendant les symptômes tétaniques. « *Et si,* dit le docteur Jahr, *la conscience nous défend de trop tôt abandonner comme perdues les personnes asphyxiées, c'est assurément dans le choléra : bien des malades qu'on avait depuis deux, quatre, six heures, tenus pour morts, parce qu'il n'y avait plus de pouls, et que même le cœur ne paraissait plus battre, ont encore été sauvés par un traitement tel que la doctrine homœopathique l'indique comme vraiment rationnel, par l'emploi du camphre ou du charbon végétal.* »

Dans ces cas extrêmes, on introduit dans la bouche du malade, toutes les 3, 4 ou 5 minutes, une goutte *d'esprit de camphre* étendue dans une cuillerée à café d'eau tiède, en frottant le creux de l'estomac et les tempes avec le même médicament. Si après trente à quarante minutes de ce traitement, il ne se manifeste aucun changement favorable, on administrera le *charbon végétal.* Après avoir dissous dans un verre d'eau six globules de la neuvième dynamisation, on donnera, toutes les six ou dix minutes, une cuillerée à café de ce mélange.

Mais si dans ces deux périodes, il y a vomissements et diarrhée, il sera le plus souvent utile de lui substituer d'autres médicaments qui seront administrés en solution de six globules dans un verre d'eau et par cuillerée à café, toutes les quinze ou trente minutes, suivant la gravité.

Veratrum est le médicament par excellence et par lequel on débute ordinairement, quand il y a tout à la fois *vomissements, diarrhée, avec spasmes toniques ou cloniques très-violents,* avec froid général et couleur bleuâtre des membres ou de tout le corps.

Lorsqu'après cinq à six doses de *veratrum,* il ne survient aucune amélioration, on donnera *metallum-album,* surtout si aux symptômes ci-dessus se joint l'état suivant : *Grande angoisse et crainte de la mort, agitation extrême, comme dans l'agonie, soif inextinguible avec besoin de boire souvent, mais peu à la fois, douleurs brûlantes et anxieuses au creux de l'estomac et dans le ventre.*

Cuprum convient si les *convulsions et les crampes commencent aux doigts et aux orteils, si les vomissements alternent avec des spasmes abdominaux ou thoraciques, et lorsque les boissons font entendre une sorte de gloussement en descendant dans le gosier.*

Ces trois médicaments suffisent dans la plupart des cas ; si sous leur influence, le malade s'assoupit une ou deux heures, ce qui arrive assez souvent, avec la réapparition du pouls et de la chaleur, c'est d'un très-bon augure. Mais si, au contraire, malgré leur emploi suffisamment continué, l'agonie approche, quelques homœopathes ont administré dans ce cas *haurocerosus*.

Le docteur Bayody a, dans ces circonstances, employé avec bonheur *carbo-vegetabilis* (charbon végétal). Le docteur Fischer, médecin allemand, des environs de Vienne, eut le bonheur de sauver quatre malades arrivés à l'état d'asphyxie complète. Après quelques heures, on vit le pouls se relever et la chaleur générale revenir à la peau ; puis, plus tard, la guérison.

Réaction et convalescence. — Si le choléra, dès son début, a été traité homœopathiquement, la convalescence est de courte durée, et les forces du malade reparaissent très-promptement, car, dans le plus grand nombre de cas, elle arrive sans que la maladie passe aux autres périodes.

Mais il n'en est pas ainsi lorsque le mal n'a pu être enrayé, ou lorsqu'il n'a pas été traité en temps opportun, et si le malade a été affaibli par les évacuations sanguines, les toniques, les boissons chaudes, etc.

La convalescence des deux dernières périodes est souvent longue et orageuse ; elle demande les soins les plus attentifs, car le moindre écart de régime, dans l'état de faiblesse extrême où se trouve le malade, peut devenir promptement fatal.

On voit fréquemment alors, à la suite du choléra, se manifester des congestions sanguines vers différents organes, telles que fièvres cérébrales, avec état soporeux ou délire ; des pneumonies, des fièvres typhoïdes, nerveuses ; des lientéries opiniâtres, avec faiblesse extrême, etc.

On administrera les médicaments suivants : cinq à six globules de chaque pour un verre d'eau, et par cuillerées à bouche, plus ou moins répétées, selon l'état du malade.

Si c'est une fièvre inflammatoire avec pouls fréquent, soif vive et continuelle, et chaleur sèche à la peau, *aconitum* sera répété toutes les heures ou toutes les deux heures.

S'il y a forte céphalalgie (douleur de tête) avec rougeur de la face, yeux brillants, après *aconitum* on donnera *belladona*.

Si la poitrine est menacée, après *aconitum* ce sera *bryonia*.

Si ce sont les voies digestives qui sont atteintes, *nux-vomica*, *bryonia*, *metallum-album* seront d'une grande utilité.

Si la faiblesse est extrême, *china* sera précieux pour faire cesser cette prostration profonde qui persiste si longtemps après la période extrême du choléra.

Ces derniers médicaments seront administrés, toutes les trois, quatre, cinq et six heures, selon la gravité de la maladie, et, dans tous les cas, on les éloigne aussitôt que l'amélioration se manifeste.

Dans ces diverses circonstances, l'alimentation doit être surveillée comme dans les convalescences des malaides aiguës graves ; mais il faut se garder de soumettre les malades à une diète sévère et prolongée; il faudra, au contraire, les soumettre, le plus tôt possible, mais avec discernement et prudence, à une alimentation réparatrice et dont la quantité sera graduellement augmentée.

Nous ne pouvons entrer ici dans de plus grands détails, relativement aux diverses affections qui peuvent succéder au choléra ; nous renvoyons, à cet égard, aux divers articles que nous avons déjà publiés dans ce recueil, sur la fièvre typhoïde ou la pneumonie, etc.

OBSERVATIONS PRATIQUES.

CHOLÉRA ÉPIDÉMIQUE. — *Premier cas.*

Le sieur M..., âgé de quarante-cinq ans, préposé de l'octroi, d'un tempérament sec et nerveux, d'un caractère irritable, habituellement soumis aux influences atmosphériques de jour et de nuit, était de service depuis quelque temps sur le bord de la rivière, à l'exposition du nord, et sur l'un des points où, lors de l'invasion du choléra en 1832, il sévit avec le plus d'intensité. Doué d'une santé assez délicate, M... est sujet à des douleurs d'estomac et de ventre. Atteint de diarrhée depuis quatre à cinq jours, avec complication, depuis deux jours, de

coliques, de vomissements et d'une soif dévorante qui le force
à se gorger incessamment d'eau froide, il n'en a pas moins
continué ses occupations jusqu'au 18 mars, époque à laquelle
il eut un tel redoublement de tous les accidents, que ce malade fut trouvé évanoui et une partie du corps plongeant dans
l'ouverture des lieux d'aisance ; il put, cependant, quoique
avec une grande difficulté et en se reposant à chaque instant
sur les bornes de la ville, rejoindre, avec le secours d'un aide,
son domicile situé à l'extrémité opposée.

État du malade, le 18 mars, au moment de la visite, trois
heures et demie du soir :

Anxiété extrême, plaintes et léger égarement du regard ; la
pupille est resserrée, le globe oculaire convulsé en haut et
comme refoulé dans les orbites qui sont entourées d'un cercle
violet foncé. La parole est très-embarrassée, comme chez les
paralytiques ; la langue se meut difficilement, elle est muqueuse, blanche, comme poisseuse au toucher, mais non entièrement refroidie. Selles et vomissements coup sur coup,
nausées continuelles, soif intolérable, sécheresse, douleur de
la gorge ; l'épigastre et le ventre sont d'une telle sensibilité,
que le plus léger contact est insupportable. Sueurs froides de
tout le corps ; froid des extrémités supérieures surtout, qui
sont en même temps cyanosées jusqu'au pli du coude ; les extrémités inférieures sont également froides et violacées, mais à
un moindre degré. Le pouls est faible, lent, très-facile à déprimer. Une première crampe se déclare dans les pieds en ma
présence ; les urines sont supprimées depuis le matin.

N'ayant pas d'eau de fontaine à ma disposition, j'applique
en attendant, sur la langue *veratrum* 15e, deux globules secs.

Une demi-heure après, temps pendant lequel il n'y a eu ni
selles ni vomissements, je fais prendre une cuillerée à café
d'une dissolution de *veratr.*, six globules dans un verre d'eau,
avec prescription de continuer ainsi toutes les trente minutes.
Eau glacée, en petite quantité à la fois, et petits morceaux de
glace à sucer ; serviettes et bouteilles chaudes pour réchauffer
les extrémités.

Sept heures du soir. Les crampes ont augmenté après mon départ, avec une telle violence , qu'elles arrachaient des cris qui étaient entendus dans le voisinage, ce qui peut. être l'effet de l'aggravation médicamenteuse ; en ce moment, elles continuent encore, mais beaucoup plus faibles et plus rares ; et l'état général est amélioré sous plusieurs rapports : pas de vomissements depuis l'administration de *veratrum ;* mais il y a eu deux selles , ayant l'aspect de l'eau de riz ; la soif et les nausées persistent, avec les douleurs d'estomac ; le cercle des yeux a presque disparu, la cyanose des extrémités supérieures est beaucoup diminuée et la chaleur est revenue.

On continue *veratrum* par cuillerée et par heure.

Neuf heures du soir. Le mieux se soutient. Repos d'un quart d'heure. Un vomissement liquide, acide et verdâtre , analogue aux selles précédentes. Chaleur générale, même un peu brûlante ; le pouls est presque naturel, mais la soif persiste. Même potion toutes les heures, puis toutes les deux heures, si l'amélioration continue.

19, huit heures du matin. La soif et les douleurs épigastriques persistent ; mais il n'y a plus de nausées, ni de crampes. Une selle comme les précédentes. Sommeil d'une heure et demie, en deux ou trois reprises ; le malade a uriné à une heure du matin. Chaleur normale, pouls régulier, mais faible et dépressible.

Deux heures du soir. Dégoût de l'eau glacée et de la glace elle-même, qui ne peuvent calmer la persistance de la soif, et désir de boissons acides ; mal de tête, agitation.

Camph. 9°, six globules dans un verre d'eau, dont une cuillerée à café toutes les deux heures.

Neuf heures du soir. Moins d'agitation, deux selles dans l'après-midi et uriné deux fois.

Le 20, au matin. La nuit a été assez bonne. Deux selles liquides, d'un jaune verdâtre, comme si une substance farineuse y était délayée , et le malade a uriné en même temps. Moins d'altération , langue blanche , le malade se plaint d'une faiblesse extrême. *Veratrum* par cuillerées à café, toutes les deux heures.

Sept heures du soir. Il y a eu deux selles liquides dans la journée, comme celles de la veille. L'état général est satisfaisant, mais la faiblesse persiste.

China et *veratr.* alternativement, toutes les trois heures.

21, matin. Le mieux continue. Cinq à six heures de bon sommeil la nuit, en plusieurs fois. Cependant, il y a un peu de pesanteur de tête et toujours de la faiblesse ; mais le facies est meilleur. Encore deux garde-robes comme la veille, précédées d'assez fortes coliques, et suivies d'un peu de sensibilité abdominale ; uriné deux fois avec facilité.

China toutes les trois heures. Bouillon de bœuf et de veau dégraissé et à la glace, une cuillerée à café toutes les demiheures, s'il est bien supporté.

Soir. Le bouillon a été pris par erreur, par cuillerées à bouche, et passe bien. Il n'y a eu, depuis le matin, ni selles ni vomissements. Uriné trois fois.

Chin. et *veratr.*, alternativement toutes les cinq heures.

22. Il y a eu la nuit un peu d'agitation, causée probablement par l'absence du sommeil, le malade ayant dormi beaucoup la nuit et le jour précédent. Urines abondantes et faciles.

Même prescription que la veille.

23. Nuit calme, repos de plusieurs heures, désir d'aliments. Un peu de sagou dans le bouillon et pris chaud.

24. L'amélioration continue. Le malade a mangé, de son propre mouvement, une limande, et en éprouve un léger malaise qui n'a pas de suite.

A partir de ce jour, la convalescence a pu être prononcée, les forces et la santé sont revenues graduellement, avec une alimentation de plus en plus substantielle, en même temps que les fonctions du ventre ont repris leur état normal.

CHOLÉRA ÉPIDÉMIQUE. — 2me cas.

D...., âgé de cinquante ans, préposé de l'octroi, d'une santé délicate depuis de longues années, était soumis à un traite-

ment homœopathique depuis environ six mois, pour des douleurs nerveuses très-aiguës qui, partant d'un point de la co-
lonne vertébrale, vers la partie supérieure de la région dorsale,
s'étendaient tantôt à la moitié de la partie antérieure gauche
de la poitrine, tantôt vers l'omoplate, du même côté, puis
dans le bras gauche, et s'arrêtaient à la partie interne du poi-
gnet. Ce malade ne s'était jamais plaint d'oppression ni de
palpitations hors le cas de ses douleurs névralgiques, et lorsqu'elles se manifestaient avec une grande violence. Il avait
habituellement des douleurs de tête et quelques dartres à la
face. J'ai aussi appris, depuis l'accident que je rapporte, que
le sieur D... avait autrefois travaillé au cuivre, et qu'il en
avait éprouvé divers accidents, ce dont il ne m'avait jamais
informé.

D... avait fait une chute grave, il y a environ dix ans, chute
à laquelle je rattachais l'origine de l'affection de la moëlle épi-
nière, cause présumée des douleurs névralgiques actuelles,
et d'une autre névralgie sciatique qui s'était manifestée précédemment et peu de temps après cet accident, mais qui avait
entièrement cessé depuis plusieurs années ; je lui donnai successivement *arnica, sulf.,* qui amenèrent, dans l'espace de
deux mois, une grande amélioration ; mais je ne m'étendrai
que très-légèrement sur cet état antérieur, qui n'a qu'un rapport éloigné au fait principal sur lequel je désire appeler spécialement l'attention. Enfin *bellad.* fut prescrit pour une toux
qui s'était déclarée dans les premiers jours du mois de mars
dernier.

Comme depuis assez longtemps il ne pouvait dormir sur le
côté gauche, à cause des douleurs qu'il avait éprouvées de ce
côté, et qui avaient en partie disparu, il voulut, une nuit,
essayer d'y dormir ; il s'éveilla vers trois heures du matin,
dans un état d'angoisse singulier, qu'il attribua à cette circonstance d'avoir dormi sur le côté du cœur, où il semblait
éprouver quelque chose de particulier et d'inaccoutumé.

Vers quatre heures et demie du matin, la femme de ce malade accourut chez moi, fort alarmée, me disant que, sans

doute, je n'allais pas trouver son mari vivant, quoiqu'il se fût cependant couché bien portant, après avoir soupé et parlé gaîment.

C'était précisément la veille même que j'avais prescrit *bellad.* pour la toux qui le tourmentait depuis quelques jours ; cette coïncidence me frappa aussitôt, non que j'attribuasse à ce médicament un résultat si singulier, mais surtout à cause des réflexions en cas d'événement fâcheux ; je fus bientôt tiré de cette inquiétude par cette femme elle-même, qui ajouta que son mari lui avait déclaré qu'il n'avait pas pris le dernier médicament que je lui avais prescrit.

Arrivé près du malade, je fus frappé d'abord de l'altération profonde des traits du visage ; on me dit qu'il avait eu une selle que je me fis représenter ; elle était composée de fragments de matières moulées, molles et nullement diarrhéiques. Le malade était découvert, se tordant sur son lit, d'où il avait plusieurs fois voulu s'enfuir ; il paraissait avoir des nausées, mais son état d'angoisse ne lui permettait pas de répondre aux questions que je lui adressais ; tout le corps était froid, ainsi que la langue, qui était blanchâtre. Pensant qu'il n'y avait pas de temps à perdre, je le forçai à rester tranquille sur le dos, et le priai énergiquement de répondre à mes questions par *oui* ou par *non*.

Souffrez-vous à l'estomac ? Souffrez-vous au ventre ? Oui, répondit-il à chacune de ces questions, et en faisant un effort extrême ; puis il se tordit de nouveau par la violence des douleurs qu'il éprouvait, en criant : « Les jambes! les jambes! »

Ce furent ses dernières paroles.

Pendant qu'on faisait des frictions avec de la laine chaude, je fis dissoudre en toute hâte *metal.-album*, six globules dans un verre d'eau, j'en approchai une cuillerée des lèvres, en lui criant très-fort d'avaler vite. J'y remarquai un léger mouvement, puis tout me parut fini... plus de pouls, plus de respiration, immobilité complète : il était mort. Tout cela s'était passé en moins de quelques minutes, et je pouvais à peine en croire mes yeux.

La face était d'une blancheur qui me frappa, l'expression en était calme; et, en écartant les paupières, je trouvai la pupille très dilatée, et complétement immobile sous l'influence de la lumière; j'auscultai le cœur; rien; je laissai néanmoins continuer les frictions, car les assistants et la famille ne voyaient là qu'une syncope, et j'éprouvais quelque embarras à déclarer qu'il n'y avait plus d'espoir.

A quoi attribuer cette mort si rapide, si instantanée? Ma première pensée avait été pour une attaque de choléra, car cet état lui ressemblait plus qu'à toute autre chose; cependant, je ne pouvais me dissimuler que beaucoup des signes les plus importants manquaient absolument; pas de vomissements, pas de diarrhée, et surtout pas de cyanose; une seule garde-robe non liquide, des nausées, des crampes, puis la mort en moins de deux heures.

Pour moi, cela ressemblait évidemment plus au choléra qu'à une apoplexie, qu'à une rupture d'anévrisme, qu'à une hémorragie interne, ou même à une perforation spontanée de l'estomac ou des intestins; cependant, les phénomènes observés ne suffisaient pas pour expliquer clairement une attaque si rapidement mortelle, et pour ainsi dire foudroyante, en un mot, les symptômes qui avaient apparu n'étaient pas en rapport avec un aussi fatal événement, et laissaient dans l'esprit une vague incertitude mêlée d'étonnement.

En toute autre circonstance, j'eusse sans doute éprouvé beaucoup plus d'incertitude; mais, en présence d'une épidémie qui, quoique restreinte encore à un petit nombre de cas, n'en avait pas moins un caractère bien tranché, je fis part de mon opinion sur cet accident à un certain nombre de mes confrères, et je fus seul de mon avis, sauf un seul, le docteur Pillore, professeur d'anatomie et de physiologie à l'école secondaire de Rouen, qui le partagea d'une manière complète.

Je lui proposai de m'accompagner au domicile du défunt, où je sollicitai et obtins de la famille d'ouvrir le corps le lendemain.

L'examen de toutes les parties du corps ne put être fait avec tout le soin désirable , en raison du peu de temps qui nous fut accordé , vu l'heure de l'inhumation. Voici, cependant, le résultat de l'inspection des viscères contenus dans l'abdomen et la poitrine :

L'abdomen étant ouvert , on constata que la vessie était vide, le foie était sain, mais la vésicule biliaire était distendue ; les intestins furent enlevés, et, pendant que des élèves les lavaient avec soin, on ouvrit la poitrine : les poumons étaient sains, crépitants dans toutes leurs parties ; mais le médiastin fut trouvé rempli de sang, et nous remarquâmes bientôt après une dilatation anévrismale de la crosse de l'aorte , qui avait presque le volume du poing, et une large déchirure de sa paroi amincie, par laquelle s'était produit un volumineux épanchement de sang liquide (environ deux litres) qui remplissait une partie de la cavité pectorale gauche. La cause de la rapidité de la mort était maintenant manifeste et ne laissait aucun doute possible. Mais loin de changer ma manière de voir, je n'en persistai pas moins dans ma première opinion d'une attaque de choléra , qui , dès lors, m'expliqnait clairement la promptitude de la mort , par la rupture de l'anévrisme sous l'influence des spasmes, et levait complétement les doutes que j'avais pu un instant éprouver. Mais il restait à savoir si l'inspection du tube intestinal viendrait confirmer ce diagnostic, ce qui pouvait paraître très-douteux , car la mort était survenue au début de l'attaque , et pouvait ne pas avoir laissé le temps nécessaire au développement des signes pathologiques de cette affection.

Le tube intestinal fut ouvert du haut en bas avec l'entérotome , et fut trouvé rempli de ce liquide caractéristique de l'affection cholérique , ayant l'aspect de l'eau de riz et qui nageait en abondance au milieu du liquide où les intestins étaient plongés : leur paroi interne, lavée et examinée avec soin de haut en bas, offrit bientôt des traces d'inflammations bien évidentes , puis des follicules muqueux qui allaient en augmentant , puis enfin des plaques de Peyer, dont quelques-unes avaient de quatre à cinq centimètres de long sur un centimètre de large ; on put en compter successivement une trentaine, et, aux environs de la valvule iléo-cœcale, elles devinrent confluentes et tapissaient toute la surface de l'intestin dans l'étendue d'environ quinze à vingt centimètres.

Le doute n'était donc plus possible, et, selon toutes les probabilités, l'affection cholérique avait existé et avait été la cause déterminante de la mort, par la rupture de l'anévrisme, accident qui, du reste, devait fatalement se produire dans un temps plus ou moins rapproché.

Il ressort de ces diverses circonstances un fait d'anatomie pathologique des plus intéressants pour la science ; c'est que l'exanthème intestinal, qui est généralement considéré comme étant le résultat de l'affection cholérique, et n'apparaissant guère que dans la dernière période, par un hasard singulier et peut-être unique dans les fastes de la médecine, cet exanthème caractéristique a pu être constaté chez un sujet atteint seulement des prodrômes du choléra, et succombant tout à coup à une affection complétement étrangère, d'où il est naturel de conclure que l'affection du tube intestinal et l'apparition des plaques de Peyer sont une des premières et principales manifestations de cette redoutable maladie. Peut-être ce fait curieux aidera-t-il à dissiper un peu l'obscurité qui voile la nature et la marche insidieuse de ce terrible fléau, et peut-être aussi fournira-t-il à la science de nouveaux et plus efficaces moyens de le combattre, en fixant tout spécialement l'attention du médecin, dès les premiers instants, vers les moindres indices de sensibilité qui se manifesteront aux points de la région abdominale où cette éruption apparaît si constamment.

Ces deux observations ont été publiées, après l'épidémie du choléra de 1849, dans le *Recueil* de la Société Hahnemannienne. Comme on vient de le voir, nous appelions, à la fin de la deuxième observation, l'attention des praticiens, en temps d'épidémie cholérique, sur l'état du tube intestinal, qui semble être le point de départ de la maladie dont nous nous occupons.

Des observations subséquentes sont venues confirmer l'importance du fait que nous croyons avoir le premier signalé à l'appréciation de nos confrères de toutes les écoles. Déjà le docteur Jules Guérin avait avancé, à peu près à la même époque, que toujours le choléra était précédé, pendant un temps indéterminé, d'un dérangement des fonctions intestinales, dérangement qui, chez la plupart des malades, ne fixe nullement leur attention. Ce fait vient d'être, comme nous l'avons dit, confirmé par les médecins anglais ; aussi le mode de visites à domicile, dans les quartiers très-populeux, où les moindres affections du ventre ont été soignées immédiatement, a fait diminuer considérablement le chiffre des cas de choléra.

Nous empruntons au rapport publié par la Société Hahnemannienne de Paris, sur le choléra-morbus épidémique, les résultats comparatifs des traitements allopathiques et homœopathiques du choléra, dans différentes contrées du globe, rédigé d'après les tableaux publiés par le docteur Jal, notre compatriote, établi depuis de longues années à Saint-Pétersbourg, tableaux recueillis d'après des documents exacts, et dans diverses contrées de l'Europe septentrionale, de 1831 à 1837.

TRAITEMENTS ALLOPATHIQUES.

En Russie, sur 116,617 cholériques, 52,951 guérirent, et il y eut 63,666 décès. Proportion des décès : 1 sur 1,83.

En Prusse, sur 39,208 malades, 16,075 guérirent, 23,133 périrent. Soit : 1 sur 1,69.

A Vienne, sur 4,500 cas, il y eut 3,140 guérisons et 1,360 décès. Soit : 1 sur 3,30.

En Hongrie, sur 318,128 cholériques, on compta 175,452 guérisons et 142,676 décès. Soit : 1 sur 2,22.

En Pologne, sur 2,569 cas, il y eut, selon le docteur Brière de Boismont, envoyé sur les lieux par le gouvernement français, 1,107 guérisons et 1,462 décès. Soit : 1 sur 1,70.

A Hambourg, sur 710 malades, on compta 330 guérisons et 380 décès. Soit : 1 sur 1,86.

En Moravie, sur 151 cholériques, 96 guérirent, 55 périrent; ce qui donne une proportion de 1 sur 2,74.

Dans les hôpitaux de Paris, sur 10,275 malades, il y eut 4,990 guérisons et 5,285 décès. Soit : 1 sur 1,94.

Les registres des hôpitaux de la ville de Bordeaux et ceux de l'état civil indiquent, pour les hôpitaux, 104 cas, 32 guérisons, 72 décès; pour la ville, 294 cas, 58 guérisons, 238 décès. Soit : 1 sur 1,44.

A Marseille, il y eut 1,297 personnes atteintes de l'épidémie; sur ce nombre, 499 guérirent, 798 succombèrent. Soit : 1 sur 1,62.

A Toulon, il y eut 1,174 malades, dont 58 guérirent et 1,116 succombèrent; ce qui donne une mortalité de 1 sur 1,05.

Enfin, dans diverses localités indiquées sans désignation particulière, on observa 406,386 cholériques; 184,044 guérirent, 222,342 périrent. Soit : 1 sur 1,82.

Si, maintenant, nous additionnons tous ces résultats partiels, nous trouvons que, sur un chiffre de 901,413 malades, on perdit, par les traitements de la médecine ordinaire, 462,581 individus. Soit en moyenne : 51,31 pour 0/0.

TRAITEMENTS HOMOEOPATHIQUES.

Rapprochons maintenant de ce triste résultat ceux obtenus par les traitements homœopathiques.

Nous voyons qu'en septembre 1831, sur 109 malades, l'homœopathie obtint, en Russie, 80 guérisons et perdit 23 malades; soit, 1 sur 4,73; qu'à Berlin, sur 31 sujets, il y eut 25 guérisons et 6 décès; soit, 1 sur 5,16; qu'à Vienne, dans la même année, sur 581 cas, il y eut 532 guérisons et 49 morts; soit, 1 sur 11,85; que dans la même ville, du 1er juillet au 21 octobre 1836, on traita 732 cholériques dans un hôpital d'essai, sous la surveillance d'un médecin allopathe, président du conseil suprême de santé. Il résulte de documents officiels, que sur le chiffre de 732 malades, il y eut 488 guérisons et 244 décès; soit, 1 sur 3.

En Hongrie, sur 223 cholériques, on obtint 215 guérisons et on n'eut à déplorer que 8 décès; soit, 1 sur 27,87. En Gallicie, sur 27 malades, il y eut 26 guérisons; soit, 1 sur 27. En Moravie, sur 581 cas de choléra, l'homœopathie obtint 522 guérisons et n'eut à regretter que 59 décès; soit, 1 sur 9,84. Sur 56 cholériques traités à Paris par le docteur Quin, de Londres, le résultat fut 53 guérisons, 3 décès; soit, 1 sur 18,66. A Prague, 84 cholériques donnèrent 78 guérisons et 6 décès; soit, 1 sur 14. A Bordeaux, feu le docteur Mabit dit avoir traité 31 cas, dont 25 guérirent et 6 succombèrent; soit, 1 sur 5,16. A Angers, le docteur Ouvrard traita 12 malades; sur ce nombre, il n'y eut qu'un décès; soit, 1 sur 12. A Marseille, les docteurs Duplat, Jal et Peyrussel donnèrent leurs soins à 87 cholériques; ils en guérirent 78 et 9 succombèrent; soit, 1 sur 9,66. En Espagne, sur 600 cholériques traités homœopathiquement, 589 guérirent et 11 succombèrent; soit, 1 sur 54,54. Enfin, dans diverses localités sans désignation spéciale, sur 14,014 cholériques, il y eut 12,748 guérisons et 1,266 décès; soit, 1 sur 11,66.

Nous possédons donc le relevé de 17,168 cholériques traités homœopathiquement, sur lesquels 15,486 guérisons et 1,682 décès; soit en moyenne une perte de 9,84 0/0. L'allopathie perdit donc 41,47 0/0 de plus que l'homœopathie.

Ce résultat serait immense, si les chiffres de l'un et de l'autre tableau ne différaient pas autant entre eux. La perte de 51,31 0/0, donnée par les traitements allopathiques, résulte de l'observation de 901,413 malades; celle de 9,85 0/0 ne porte que sur un chiffre de 17,168 cholériques. Peut-être dira-t-on que l'avantage obtenu par l'homœopathie ne se serait pas maintenu, au moins dans des proportions aussi avantageuses, si le nombre des malades traités par la médecine de Hahnemann s'était élevé au chiffre de 901,413 malades. Cela se pourrait. Nous savons qu'en statistique, les résultats varient selon les chiffres sur lesquels on opère. Cependant, quelles que soient les illusions de la statistique, illusions que nous n'essayerons aucunement de nier, nous maintenons que le résultat ci-dessus indiqué est assez remarquable pour fixer l'attention des médecins désireux de faire le bien. La différence entre 9,84 0/0 et 51,34 0/0 est telle, que nous pouvons laisser à chacun toute liberté de faire varier les résultats en étendant le champ de l'observation, sans jamais craindre pour l'homœopathie qu'elle perde sa supériorité sur l'allopathie. C'est tout ce qu'il nous importe d'établir en ce moment.

Que voulons-nous?

Engager ceux de nos confrères toujours hostiles à l'homœopathie, et qui nient depuis tant d'années son efficacité et sa réalité, sans l'avoir jamais étudiée, à sortir de leur hostilité; et, dans l'intérêt de leurs malades, à éprouver par eux-mêmes les ressources véritables de la nouvelle doctrine.

Si, méconnaissant l'intention qui nous anime, ils se refusent, eux dont la thérapeutique est si misérable en face d'un ennemi aussi redoutable que le choléra, de puiser aux richesses de l'homœopathie, nous aurons au moins la satisfaction d'avoir rempli, à leur égard, les devoirs que nous impose la solidarité qui lie entre eux tous les membres d'une même profession. (*Journal de la Société Hahnemannienne*, 3ᵉ vol., page 757.)

Quant à nous, lors de l'épidémie de 1849, tous les cas de cholérine que nous avons traités, quelque violents qu'ils fussent, ont tous été guéris, sans exception, par le traitement homœopathique, et pas un seul cas n'est parvenu à la deuxième période, c'est à dire au choléra confirmé. De plus, tous les cas de choléra confirmé, au nombre de cinq à six seulement, ont tous été promptement guéris, sans accidents de réaction, sauf un seul: c'était une pauvre femme frappée du choléra en même temps qu'un enfant de six ans, couché à ses côtés: cette femme était atteinte d'un cancer de l'utérus, arrivé à sa dernière période, et elle devait certainement succomber dans un espace de temps très-court; et cependant, malgré cette circonstance, un instant nous crûmes qu'elle ne succomberait pas au choléra. Quant à l'enfant, qui était déjà froid et cyanosé quand nous le

vimes, le soir du même jour, la réaction s'était déjà opérée,
et on put le regarder comme sauvé, ce qui en effet eut lieu dans
l'espace de quelques jours.

HYGIÈNE ET PROPHYLAXIE.

Maintenant que nous avons décrit le choléra, les symptômes
par lesquels il se manifeste et le traitement qu'il convient d'ap-
pliquer à ses différentes formes, il nous reste une tâche bien
importante à remplir, celle de faire connaître à nos lecteurs
l'hygiène et la prophylaxie de cette maladie; nous voulons dire
les soins et les précautions à prendre pour se maintenir en
bonne santé et l'étude des moyens proposés pour se préserver
de l'influence épidémique, prophylaxie ne voulant pas dire,
en effet, autre chose que préservation.

D'abord, les précautions à prendre sont de deux ordres,
générales et particulières; générales, en ce qu'elles concernent
l'autorité et s'étendent à toute la ville; particulières, en ce
qu'elles sont abandonnées à la sollicitude du chef de chaque
famille.

Commençons donc par examiner quelles mesures l'autorité
devra prendre dans le cas où une épidémie est imminente.

La première mesure à prendre de la part de l'autorité, qui
se présente naturellement, lorsque instruits par les épidémies
précédentes nous savons que le fléau a exercé principalement
ses ravages dans les quartiers populeux, habités par les classes
pauvres, est une visite minutieuse de ces endroits où la population est agglomérée dans des habitations entassées les unes
sur les autres et où les industries les plus dangereuses trouvent asile. Les immondices devront être enlevées promptement
et avec les précautions à prendre en pareil cas, pour que cette
opération, faite dans un but salutaire, ne devienne pas par
cela même plutôt nuisible qu'utile. Les eaux devront circuler
abondamment sans obstacles, et toutes les sources qui les
fournissent devront être entretenues dans l'état le plus parfait.

Des ordres sévères seront donnés à tous les chefs de maison dont l'industrie est la cause ordinaire du séjour d'eaux sales, de détritus que l'on trouve à chaque instant amoncelés au coin des bornes. Les boucheries, les rôtisseries, les restaurants, les diverses fabriques où la matière première est de nature animale, ainsi que les différents marchés, seront l'objet d'une surveillance spéciale.

Ces mesures, qui peuvent, au premier abord, paraître difficiles à prendre, si elles sont bien dirigées et bien réparties, s'opèrent avec la plus grande facilité. Dans les grandes villes, où elles sont particulièrement nécessaires, les hommes de savoir et de bonne volonté ne manquent pas. La plupart des grandes administrations ont un ou plusieurs médecins ; chacun d'eux peut facilement, dans le district confié à ses soins, faire une revue sévère et un rapport détaillé ; il en est de même des différentes sociétés de charité. Nous ne devons pas rester en arrière de l'Angleterre, qui, dans l'épidémie qui nous menace, a fait d'énormes distributions d'aliments sains et de vêtements chauds dans la classe pauvre ; pour éviter l'agglomération des habitants, que l'on redoute avec tant de raison, on a été jusqu'à donner, outre la nourriture, les vêtements, les couvertures et les médicaments nécessaires, des tentes pour loger, d'une manière salubre, les malheureux et en même temps obvier à cet inconvénient que nous venons de signaler, l'encombrement.

A Vienne, dit M. Gendrin, pendant une épidémie de choléra, on loua tous les appartements vacants de la ville, et l'on répartit ainsi la population d'une manière égale sur tous les points ; en outre, on fit camper une partie de la garnison, afin de diminuer l'encombrement des casernes. Les effets de cette mesure furent si heureux, que les invasions de maladies tombèrent subitement de deux cents à cinquante, et qu'aucun soldat de la garnison campée ne fut pris.

D'un autre côté, Parent Duchâtelet, dans son *Essai sur les cloaques ou égouts de la ville de Paris,* a avancé que la mortalité était moins grande et la durée de la vie à peu près la même chez les individus employés à des professions qui les mettent continuellement en rapport avec des miasmes, comme, par exemple, les vidangeurs, les récureurs d'égouts. Dans une vieille histoire de Rouen, dont le nom de l'auteur nous échappe, ce fait remarquable et analogue se trouve aussi relaté : *Pendant la peste, les rues où se trouvaient réunis des tanneurs et des corroyeurs ont été préservées.*

Ceci peut paraître une contradiction, et c'est dans la prévoyance que l'on pourrait nous faire cette objection, que si de telles professions sont exemptes dans les épidémies, il est inutile de tant s'évertuer et de dépenser de l'argent pour de prétendus frais d'assainissement, que nous commencerons d'abord par rappeler à nos lecteurs ce que nous avons dit du miasme cholérique : *Il ne se comporte pas de la même manière que la peste et les autres maladies contagieuses,* il a sa manière d'agir à lui, et, pour qu'il puisse exercer son action, il lui faut des individus dans des circonstances spéciales, état que nous avons désigné sous le nom de réceptivité. Ainsi, ce que Parent-Duchâtelet, cet homme si consciencieux d'ailleurs, a dit de la santé des égoutiers, est vrai pour le miasme des égouts, et peut ne pas l'être pour le choléra qui ravage, on le sait, les grands centres de population, et spécialement, dans ces grands centres, les quartiers populeux et qui sont le théâtre d'industries nuisibles. Devant ce fait, rapporté par Parent-Duchâtelet, le *similia similibus curantur,* toujours présent à la mémoire de l'homœopathe, se dresse de toute sa hauteur, répugne-t-il donc tant à l'esprit d'y voir son application?... en même temps qu'il est naturel de concevoir que des gens dont la constitution a pu supporter les premières influences de ces milieux empoisonnés, dans lesquels ils vivent, finissent par voir leur organisation se plier par l'habitude, et devenir moins apte que celle des autres à éprouver des désordres graves ?

Quant à nous, nous persistons dans les soins à apporter aux habitations, et certes, lorsque les travaux de nettoyage interne et externe, exigés dans les habitations par l'autorité, en vertu du dernier règlement, auront, avec le temps nécessaire, reçu leur entière exécution, les épidémies, de quelque nature que ce soit, deviendront de plus en plus éloignées et moins redoutables.

Après avoir indiqué les mesures générales à prendre dans les grands centres de population, nous allons exposer à nos lecteurs les moyens qui ont été tour à tour proposés pour se garantir du choléra individuellement.

Ces moyens sont hygiéniques et prophylactiques.

Les moyens hygiéniques que nous avons fait connaître en partie sont de la plus haute importance, et, bien observés, ils doivent, lorsqu'ils sont combinés avec les agents prophylactiques, offrir la sécurité, sinon la plus complète, du moins la plus rassurante.

On devra donc bien aérer les habitations, les tenir dans l'état de propreté le plus minutieux, éviter le séjour des eaux sales, des débris provenant des cuisines. Un moyen bien simple et qui remplit un double but, celui de chasser l'humidité et de renouveler l'air des appartements, un ventilateur que l'on a sous la main et dont on dédaigne trop souvent l'usage, c'est dans les circonstances dont il s'agit, l'entretien presque permanent du feu dans les appartements où l'on séjourne le plus habituellement.

Nous pensons aussi que l'on ferait mieux de coucher sur des lits autres que les lits de plume. Les lits de plume sont, comme on le sait, formés par une matière d'origine animale, le duvet des oiseaux. Malgré les préparations que subit cette matière, le dégraissage, etc., il n'en est pas moins vrai que, réunie en masse, elle donne lieu à des exhalaisons animales, qui sont souvent même sensibles à l'odorat. Ceux donc qui ont contracté l'habitude de ces lits, et pour lesquels il serait pénible d'en changer, devront veiller au renouvellement de leurs matelas. Cette précaution peut paraître minutieuse, mais nous la croyons utile.

Quant aux vêtements, la première condition qu'ils ont à remplir, c'est de garantir du froid ; on devra se couvrir plus que de coutume, porter de la laine et se mettre, autant que possible, à l'abri des changements de température, et en passant, disons-le, beaucoup de gens aisés peuvent dans ces moments, au lieu de les vendre pour quelques sous à un marchand d'habits, se débarrasser, sans préjudice pour l'économie de leur maison, de vieilles couvertures et de vieux habits au profit de pauvres familles que ce don modique préservera peut-être de l'épidémie et dans tous les cas des rigueurs de la saison.

Ajoutons que l'on devra apporter le plus grand soin à la propreté de sa personne. Pour l'alimentation, on évitera les substances qui agissent fortement sur l'estomac ou dont la digestion est pénible. Les personnes sujettes aux indigestions surtout feront bien d'observer un régime sévère. On fuira les excès de toute nature, les boissons froides comme les glaces, les aliments comme les melons, les concombres; quelques fruits cuits ou en compotes sont de beaucoup préférables. L'exercice musculaire, la promenade dans les endroits secs et bien aérés, en même temps qu'ils reposent l'esprit, sont une pratique excellente.

Quant aux habitudes, tant qu'elles ne dépassent pas, soit par leur nature ou leur excès, les règles de l'hygiène ordinaire, on fera bien de les conserver. Ainsi, les fumeurs, les personnes accoutumées à prendre du café ou du thé devront se satisfaire.

L'homme de cabinet règlera ses travaux de manière à ne pas se fatiguer. Qu'on ne l'oublie pas, l'état du moral est très-important à observer ; il faut fuir les soucis, les travaux prolongés, chercher la gaîté, les distractions douces et éviter les fortes impressions morales.

Quant aux moyens prophylactiques, parmi ceux qui ont été proposés, nous recommanderons l'usage de l'esprit de camphre, qui se trouve dans toutes les pharmacies homœopathiques, et que l'on peut, du reste, préparer soi-même, en faisant dissoudre cette substance dans de l'alcool jusqu'à saturation, c'est à dire jusqu'à ce que le camphre ne se dissolve plus. Voici comment on devra en faire usage :

On aspergera les corridors et les cours des habitations, ainsi

que les vêtements, le camphre ayant spécialement la propriété
de détruire les miasmes gazeux ; les cigarettes dites de Ras-
pail peuvent être employées. De plus, les individus forts, vi-
goureux et bien portants, feront bien de prendre, trois fois
par jour, un morceau de sucre imbibé de ce médicament.

Mais ce qu'il ne faut pas oublier, c'est que l'usage de cette
substance ne convient qu'aux gens robustes et dans la fleur de
l'âge, et encore dans la mesure que nous lui assignons. On a
vu le camphre déterminer, par son abus ou sa fausse administration, un véritable choléra artificiel, avec des accidents assez
graves pour inquiéter. Si ce cas se présentait, on arrêterait
les symptômes par quelques cuillerées de café noir très-fort.
C'est donc un médicament que l'on doit recommander, mais
dont il faut user avec beaucoup de prudence.

En un mot, les personnes débiles, délicates, nerveuses, et
surtout les enfants, sont souvent affectés très-fortement par
la moindre quantité qu'ils en prennent.

Un autre moyen préservatif, et en même temps curatif, est
le cuivre métallique. Hahnemann avait conseillé de porter une
plaque de ce métal, appliquée à l'épigastre ; déjà ce grand
homme avait entrevu la voie que le docteur Burq emploie
d'une manière si remarquable, et, qu'on le sache bien, c'est
que l'application du cuivre sur le corps, pour préserver du
choléra ou faire cesser les crampes, agit alors, par des quan-
tités impondérables, d'une manière homœopathique. Ainsi,
les allopathes, qui ont revendiqué l'honneur de la découverte,
sont obligés, quoi qu'en dise le docteur Burq, dans la *Gazette
des Hôpitaux*, de le décliner en faveur du maître de l'homœopathie.

Quoi qu'il en soit, d'après le travail du docteur Burq, *Métal-
lothérapie,* il est incontestable que tous les ouvriers qui tra-
vaillent le cuivre et même les habitants des maisons où se
trouvent les ateliers où ce métal est mis en usage, ont été préservés du choléra. M. Burq a étendu ses recherches dans toute
l'Europe, jusqu'en Russie, et les notes qui lui ont été envoyées
par les chefs d'exploitation de cuivre sont toutes d'accord avec

ce qu'il a observé à Paris et en France. Il a vu par lui-même, il a visité les ateliers, les ouvriers jusque chez eux, les mères de compagnons, et le résultat qu'il a obtenu de ces recherches, si vastes et si minutieuses en même temps, ne s'est pas démenti.

En conséquence, il insiste fortement sur l'emploi du cuivre appliqué sur la peau, ou pris en poudre très-fine par la muqueuse nazale et en même temps appliqué sur les murs des appartements, ce que les gens aisés peuvent faire facilement en dissimulant les plaques métalliques sous les tentures et les lambris.

M. Burq a été amené à ce mode de préservation par ses nombreuses observations ; nous nous en rapportons entièrement à lui sur l'efficacité du cuivre, comme préservatif et même comme curatif, puisque des anneaux appliqués aux jambes des cholériques font en un instant disparaître les crampes qui sont si atroces dans la période algide de cette maladie ; seulement nous ferons observer que pour porter d'une manière permanente une large plaque de cuivre à l'épigastre, comme Habnemann l'avait lui-même conseillé, il est de première nécessité d'entretenir cette plaque parfaitement propre et bien décapée, pour éviter de véritables accidents d'empoisonnement, dus aux transpirations plus ou moins acides de quelques individus, transpirations de nature à oxyder le cuivre, qui, absorbé dans ces conditions, devient dangereux.

Quant à nous, les médicaments préservatifs par excellence, ceux qui ont la sanction d'une expérience mainte et mainte fois répétée, sont : *veratrum album,* 4e et 5e dynamisation, et *cuprum* (cuivre), 10e ou 12e dynamisation.

Lorsqu'on est sous l'influence de l'épidémie cholérique, on fera usage de ces médicaments externes, en prenant une dose le matin, à jeun, de quatre en quatre jours. On aura soin de varier le nombre des globules, suivant l'âge ou la constitution des individus, depuis un jusqu'à cinq et six globules. On pourra une heure après, prendre un bouillon, et continuer ainsi tant que durera l'épidémie.

Le docteur Marienzeller affirme, d'après d'éclatants succès, que ce sont là les préservatifs les plus certains. A Vienne, sur 150,000 personnes qui en ont fait usage, pas une seule ne fut victime du choléra. On affirme qu'en Hongrie, en Saxe, en Pologne, des populations entières ont pu échapper ainsi aux atteintes du fléau, ou, si quelques cas exceptionnels se sont manifestés, ils n'ont été que de peu d'importance.

Hahnemann a certifié au docteur Jal, qu'aucun cas ne s'était déclaré à Kœthen, où il habitait avant de venir à Paris, grâce aux médicaments que nous venons de signaler, et dont il avait pourvu tous les habitants. Le docteur Jal ajoute que, dans tous les cas où lui-même a administré ces préservatifs, il a vu se manifester quelques légères cholérines, mais pas un seul cas de choléra.

Telles sont les mesures, tant générales que particulières, que nous avions à faire connaître à nos lecteurs. Notre but a été de les armer contre le fléau qui menace de nous envahir de nouveau ; que le choléra sévisse chez nous ou qu'il nous épargne, nous ne regretterons pas notre temps et nous serons suffisamment récompensé : heureux si nous avons pu être utile dans la mesure des forces qui nous ont été données dans le grand partage de la Providence.

9 782019 284367